Bibliografische Information der Deutschen Nationalbibliothek:

Die Deutsche Bibliothek verzeichnet diese Publikation in der Deutschen Nationalbibliografie; detaillierte bibliografische Daten sind im Internet über http://dnb.d-nb.de/ abrufbar.

Impressum:

Copyright © 2015 GRIN Verlag
Druck und Bindung: Books on Demand GmbH, Norderstedt Germany
ISBN: 9783668618756

Dieses Buch bei GRIN:

https://www.grin.com/document/387342

Marie-Sophie Kulnig

Prävalenz atherosklerotischer Veränderungen der Halsschlagader

Ergebnisse einer systematischen Analyse von ScreeningpatientInnen

GRIN Verlag

Prävalenz atherosklerotischer Veränderungen der Halsschlagader

Ergebnisse einer systematischen Analyse von ScreeningpatientInnen

Bachelorarbeit 2

Zur Erlangung des akademischen Grades

Bachelor of Science in Health Studies (BSc)

der Fachhochschule FH Campus Wien
Bachelorstudiengang: Biomedizinische Analytik

Vorgelegt von:
Marie-Sophie Kulnig

Eingereicht am:
25.05.2015

Danksagung

An erster Stelle möchte ich meiner Familie, insbesondere meinen Eltern, danken, die mich während meiner gesamten Ausbildung unterstützt haben. Danke auch an meinen Bruder, der mich immer wieder motiviert hat.

Mein besonderer Dank gilt meinen Betreuern Univ.-Prof. Dr. Wolfgang Mlekusch und Frau Maria Fritz, die mich immer hilfsbereit mit konstruktiven Ideen und Verbesserungsvorschlägen bei der Planung und Durchführung dieser Arbeit unterstützt haben.

Außerdem möchte ich allen sonstigen beteiligten Personen im Allgemeinen Krankenhaus für die freundliche Unterstützung während der Durchführung der Studie danken.

Zu guter Letzt danke ich all meinen FreundInnen und KollegInnen, die mir die Studienzeit zu einem unvergesslichen Lebensabschnitt gemacht haben.

Kurzfassung

Hintergrund. Jedes Jahr erleiden in Österreich etwa 20.000 Menschen einen Schlaganfall, davon versterben 3000 Menschen unmittelbar an den Auswirkungen. Die 5 Jahres Überlebensrate liegt trotz verbessertem Management an spezialisierten Stroke Units nur bei 50%. Nach den koronaren Herzerkrankungen und den malignen Tumorerkrankungen liegt der zerebrale Insult an dritter Stelle der Todesursachenstatistik in Österreich und stellt des Weiteren die häufigste Ursache für Behinderungen im Erwachsenenalter dar.

Für ein Viertel aller zerebralen Insulte liegt die Ursache in einer arteriosklerotisch bedingten Stenose der extrakraniellen Arteria carotis. Ein Großteil der Stenosen bleibt asymptomatisch und wird meist nur als Nebenbefund diagnostiziert. Symptomatische Stenosen jedoch können zur Drosselung der Hirndurchblutung mit neurologischen Ausfällen und lokaler Thrombenbildung führen.

Ziel. Das Ziel dieser Bachelorarbeit ist in einem Kollektiv von 50 TeilnehmerInnen zu evaluieren, ob die Trefferquote bei erstmalig untersuchten PatientInnen mit Verdacht auf eine Verengung der Arteria carotis dem Vorhersagewert von 30% entspricht.

PatientInnen und Methode. Es handelt sich um eine prospektive Beobachtungsstudie mit 50 TeilnehmerInnen. Davon sind 29 Männer und 21 Frauen. Alle TeilnehmerInnen sind über 18 Jahre alt. Sie haben keine bereits diagnostizierte Carotisstenose und waren zum ersten Mal zur Untersuchung der Karotis im Allgemeinen Krankenhaus. Der Überweisungsgrund war die Verdachtsdiagnose einer Carotisstenose.

Die Standarduntersuchung der bildgebenden Diagnostik der Carotisstenose ist die farbkodierte Duplexsonographie, sie ermöglicht ein nicht invasives Auffinden der Gefäße und eine Differenzierung der Stenose anhand der Strömungsverhältnisse.

Ergebnisse. Auf Grund meines Datenmaterials konnte keiner der Risikofaktoren, Geschlecht, Raucherstatus und Diabetes mellitus, bestätigt oder ausgeschlossen werden. Allerdings konnte bestätigt werden, dass der Anteil von 28% sich nicht signifikant von der Vorgabe von 30% unterscheidet. Deswegen wird die Alternativhypothese verworfen und die Nullhypothese beibehalten: „Der Anteil der PatientInnen, die mit Verdacht auf eine Carotisstenose überwiesen werden, bestätigt sich in 30% der Fälle."

Conclusio. Die Ergebnisse dieser Studie zeigen, dass in 28% der Fälle eine Carotisstenose diagnostiziert wurde. Bei einer so geringen Prävalenz wird von allgemeinen Screeningverfahren abgeraten.

Abstract

Background. Every year about 20,000 people suffer a stroke in Austria. 25% of all cerebral insults are caused by arteriosclerotic stenosis of the extra cranial carotid artery. Stroke is at third place of death statistics in Austria after coronary artery disease and malignant disease. Further it is the leading cause of disability in adults.

On the one hand carotid stenosis can remain completely asymptomatic, but on the other hand it can lead to reduction of the cerebral perfusion with neurological deficits and local abruption of a thrombus.

Aim. Aim of this thesis is to evaluate, if the hit rate in patients with suspected stenosis of the carotid artery, corresponds to the predictive value of 30%.

Patients and method. This is a prospective observational investigation with 50 participants. 29 men and 21 women are included. The patients do not have diagnosed carotid stenosis. They were for the first time at the General Hospital. The gold standard for diagnosis is the color-coded duplex sonography, it is a non-invasive method to find the vessels and distinguish the stenosis on the basis of significant angulation, the accelerated flow conditions and flow turbulence.

Results. None of the risk factors, gender, smoking and diabetes mellitus, could be confirmed. It could be approved that the result does not differ from the default of 30%. Therefore, the null hypothesis is accepted: "The number of patients who are referred with suspected carotid stenosis, confirmed in 30% of cases."

Conclusion. Carotid artery stenosis was diagnosed in 28% of all cases. A general screening is not recommended at such low prevalence.

Abkürzungsverzeichnis

A	Arteria
ACC	Arteria carotis communis
ACE	Arteria carotis externa
ACI	Arteria carotis interna
CAS	Carotis-Stenting
CEA	Carotis-Endarteriektomie
CI	Konfidenzintervall
CW	Continous wave
ECST	European Carotid Surgery Trial
FKDS	Farbkodierte Duplexsonografie
HDL	High density lipoprotein
IMT	Intima-Media-Dicke
LDL	Low density lipoprotein
MRA	Magnetresonanzangiographie
NASCET	North American Symptomatic Carotid Endarterectomy Trial
OR	Odds Ratio
PW	Pulse wave
RR	Relatives Risiko
TEA	Thrombendarteriektomie

Schlüsselbegriffe

Carotisstenose
Risikofaktoren
Farbkodierte Duplexsonographie

Keywords

carotid stenosis
risk factors
color duplex ultrasonography

Inhaltsverzeichnis

1. Einleitung

Der zerebrale Insult liegt in industrialisierten Ländern auf Platz drei der Todesursachenstatistik, weltweit gesehen sogar auf Platz zwei. Jährlich erleiden in Österreich etwa 20.000 Menschen einen Schlaganfall.

Man unterscheidet zwischen:

- Ischämischer Insult (80% aller Schlaganfälle): Die Ursache ist eine Minderdurchblutung des Gehirns durch eine Verengung oder einen Verschluss von Arterien.
- Hämorrhagischer Insult: Die Ursache dafür ist eine Blutung im Gehirn, durch beispielsweise eine geplatztes Aneurysma. Oft kommt es in Folge der Hirnblutung in einem anderen Bereich des Gehirns zu einer Unterversorgung und somit zu einer zusätzlichen Ischämie.

Die Mortalitätsrate liegt bei 158 auf 100.000 Einwohner in Österreich. 15-20% der PatientInnen versterben in den ersten vier Wochen nach dem zerebralen Ereignis [2]. Von den Überlebenden hat ein Drittel keine Einschränkungen, ein weiteres Drittel kann mit Behinderung selbstständig leben und das letzte Drittel benötigt permanente häusliche oder institutionelle Pflege. Somit stellt der Schlaganfall die häufigste Ursache für Behinderung im Erwachsenenalter dar.

Für ein Viertel aller ischämischen Insulte liegt die Ursache in einer arteriosklerotisch bedingten Stenose der extrakraniellen Arteria carotis. In den meisten Fällen ist eine Carotisstenose asymptomatisch, allerdings kann es auch zu Symptomen wie der Verminderung der Hirndurchblutung mit neurologischen Ausfällen, wie Lähmungserscheinungen und Sprachstörungen und lokaler Thrombenbildung kommen (siehe dazu 4.3.). Die Standarduntersuchung der bildgebenden Diagnostik der Carotisstenose ist die farbkodierte Duplexsonographie, sie ermöglicht ein nicht invasives Auffinden der Gefäße und eine Differenzierung der Stenose anhand der Strömungsverhältnisse (siehe dazu 6.1.3.).

2. Arteria carotis

Der Arcus aortae trägt seinen Namen aufgrund seiner nach links und dorsal gerichteten bogenförmigen Verlaufs. Aus dem Aortenbogen entspringt zuerst der Truncus brachiocephalicus, welcher sich weiter in die Arteria (A.) carotis communis dextra und A. subclavia dextra aufteilt. Nach dem Truncus brachiocephalicus folgt die Abzweigung der A. carotis communis sinistra und danach die A. subclavia sinistra.

Die Arteria carotis communis (ACC) teilt sich in der Regel auf der Höhe des vierten bis sechsten Halswirbels in die Arteria carotis interna (ACI) und Arteria carotis externa (ACE). Der Aufzweigungsbereich ist physiologisch erweitet und wird als Carotisbifurkation oder Carotisbulbus bezeichnet [3].

Die ACI versorgt einen Großteil des Gehirns und die Augen, während der restliche Kopf und der obere Halsbereich durch die Äste der ACE mit Blut versorgt werden. Die Arteria carotis interna kann in vier Abschnitte gegliedert werden: Pars cervicalis, Pars petrosa, Pars cavernosa und Pars cerebralis. Die Pars cervicalis reicht vom Abgang aus der ACC bis zum Schädel.

Die ACI liegt in diesem ersten Abschnitt dorsal der ACE, sie erreicht den Schädelknochen dann weiter medial. Im gesamten Verlauf der Pars cervicalis gibt die ACI keinen Ast ab. Nach dem Eintritt in die Schädelbasis (Pars petrosa) und die Schädelhöhle (Pars cavernosa, Pars cerebralis) gibt die ACI mehrere Äste ab. Die Arterie macht im Abschnitt der Pars cavernosa einen S-förmigen Bogen, der als Carotissiphon bezeichnet wird.

Über die A. angularis, einem Endast der A. facialis, und die A. supraorbitalis beziehungsweise A. dorsalis nasi, Endäste der A. ophthalmica, steht das Strömungsgebiet der ACE mit der ACI in Verbindung.

Die extrakraniellen Carotisstenosen liegen in 60-70% im Bereich der Carotis-Bifurkation und in 15% im Carotissiphon. In 20-50% sind extrakranielle Stenosen mit intrakraniellen kombiniert [4].

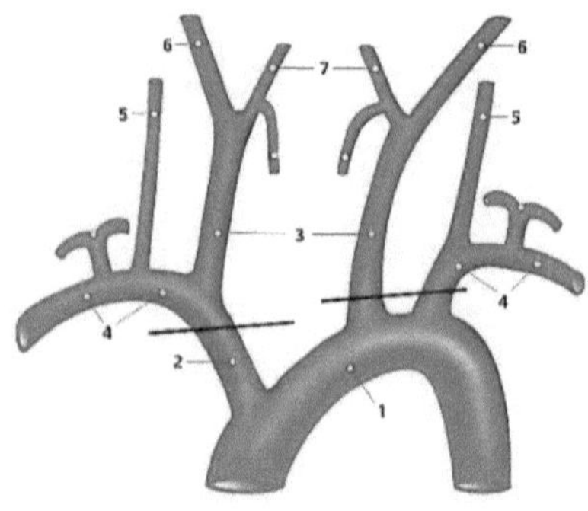

1. Aortenbogen
2. Truncus brachiocephalicus
3. ACC
4. A. subclavia
5. A. vertebralis
6. ACI
7. ACE

Abb. 1: Gefäßsystem

3. Atherosklerose

3.1. Definition

Arteriosklerose wird häufig als Synonym für Atherosklerose benutzt, ist jedoch nur ein Oberbegriff für eine Reihe von Erkrankungen der Arterien, bei denen es zu Wandverhärtungen, Elastizitätsverlust und somit Lumeneinengung kommt. Die Arteriosklerose umfasst folgende drei Krankheitsbilder. Die wichtigste Form ist die Atherosklerose, die durch Bildung von fibrinösen Plaques und Lipideinlagerungen gekennzeichnet ist. Die Mönckeberg-Mediaverkalkung, die durch spangenartige Kalkablagerungen charakterisiert ist und die Arteriolosklerose bzw. -hyalinose als Erkrankung der kleinen Arterien [5,6].

Die Atherosklerose ist eine generalisierte, inflammatorische Gefäßerkrankung. Das Wort Atherosklerose wurde erstmals 1904 von dem deutschen Pathologen Felix Marchand benutzt und kommt von den griechischen Worten „athära“ (Grütze) und „skleros“ (hart) ab. Das Wort „athära“ beschreibt die herdförmige Ansammlung von Lipiden, Kohlenhydraten, Blutbestandteilen, Bindegewebe und Kalziumablagerungen [5,7].

Atherosklerose der Carotiden bedingt eine Mangelversorgung des Gehirns. Außerdem können sich kleine Anteile des gebildeten Plaques ablösen und verschleppt werden. Diese Partikel können kleinere Arterien verstopfen und so zu einem zerebralen Insult führen. PatientInnen mit höher gradigen Stenosen leben häufig symptomlos, allerdings mit einem erhöhten Schlaganfallrisiko.

3.1. Epidemiologie

Bereits in der Kindheit sind atherosklerotische Veränderungen der Gefäße nachweisebar. Die klinischen Komplikationen treten jedoch meist erst im Erwachsenenalter auf und werden durch Risikofaktoren (siehe 4.4.) gefördert [5,7].

In den Industrieländern sind in der Altersgruppe der 30-60 Jährigen 30% aller Todesfälle auf die Atherosklerose und ihre Folgeerkrankungen zurückzuführen. Durch die bessere Prävention und die bessere Behandlung ist diese Zahl mittlerweile wieder rückläufig [6]. Die Atherosklerose weist auch geographische Unterschiede auf. In Afrika und Asien setzt die Atherosklerose erst später ein und zeigt eine langsamere Entwicklung, aber durch die Übernahme der westlichen Lebensgewohnheiten und durch Migration gleichen sich die Zahlen langsam an [6].

3.2. Pathogenese

Die Entstehung der Atherosklerose ist trotz intensiver Forschungsbemühungen immer noch nicht vollständig geklärt. Derzeit gibt es zur Entstehung folgende Hypothesen [8,9].

3.2.1. Response-to-injury-Hypothese

Am Beginn einer atherosklerotischen Veränderung steht eine Schädigung des Endothels des Gefäßes, die meist an einer Stelle hoher Belastung entsteht. In Abwesenheit des schädigenden Faktors heilen diese Verletzungen ohne bleibenden Schaden ab. Bleibt der negative Einfluss jedoch bestehen ist die Abheilung verzögert und es kommt zu einem Umbau der entsprechenden Gefäßwand. Dadurch ist die Endothelpermeabilitat erhöht und Plasmabestandteile werden aufgenommen. Nach und nach kommt es zur Ablagerung von Lipiden, Thrombozyten und Monozyten. In Folge kommt es zu einer Plaquebildung.

Die Monozyten wandern in die Intima ein und wandeln sich dort zu Makrophagen um. Das eingewanderte low-density lipoprotein (LDL) wird oxidativ modifiziert. Dieses modifizierte LDL wird anschließend zu sesshaften Schaumzellen umgewandelt. Dadurch kommt es zur Atherombildung [6,9]. Dies führt zu einem stetigen Querschnittsverlust des betroffenen Arterienabschnittes.

3.2.2. Lipidhypothese

Dabei wird den Lipiden die Hauptverantwortung an der Entstehung der Atherosklerose zugeschrieben, da nachgewiesen ein Zusammenhang zwischen dem Schweregrad der Erkrankung und der Höhe des Serumlipidspiegels besteht [8].

3.2.3. Monoklonale Hypothese

Diese besagt, dass jede Zelle in einem Plaque als Klon einer bereits dort vorhandenen Zelle entsteht, die aber durch mutagene Faktoren genetisch verändert wird. Die Auslöser für diesen Prozess sind noch unklar, aber es könnte sich um Viren oder Chemikalien handeln [6,8].

3.2.4. Perfusionshypothese

In der Perfusionshypothese werden Lipide durch das Endothel in die Lymphkapillaren der Adventitia transportiert und hier vermehrt angereichert [6].

3.2.5. Endothelläsionshypothese

Die Arterienwandverdickung kommt durch Endotheldefekte zustande. Durch diese werden Thrombozyten aggregiert und Wachstumsfaktoren für die glatte Muskulatur freigesetzt [6].

3.3. Pathomorphologie

Die früheste Erscheinung der Atherosklerose nennt man Fatty streaks. Diese bestehen aus einer subendothelialen Anhäufung von Schaumzellen. In diesem Stadium ist die Atherosklerose noch reversibel [6,8,9].

Im Folgestadium bilden sich runde, weiß gefärbte Läsionen. Die Atherome bestehen aus einer Hülle aus glatter Muskulatur, dichtem Bindegewebe und Leukozyten. Die Basalmembran besteht aus Makrophagen, T-Lymphozyten und glatter Muskulatur. Der Kern besteht aus Cholesterin und Kalkablagerungen, extrazellulären Lipidtropfen und abgestorbenen Zellbestandteilen [8,9]. In weiterer Folge verkalken die fibrinösen Plaques und es entstehen atherosklerotische Läsionen. An dieser Stelle kann es zu Intimarupturen und Thrombosen kommen. Abbildung 2 verdeutlicht diese Phasen der Atherosklerose schematisch.

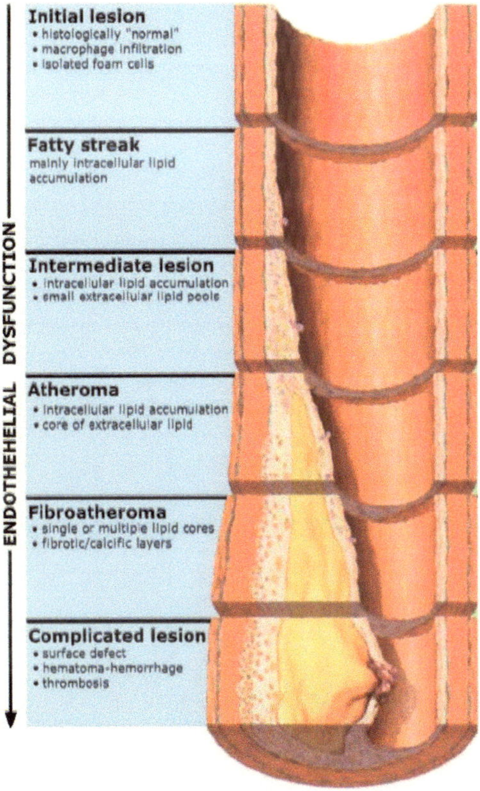

Abb. 2: Phasen der Atherosklerose

3.4. Risikofaktoren

Risikofaktoren fördern das Auftreten oder die Progression der Atherosklerose. Hauptrisikofaktoren der Atherosklerose sind Nikotinabusus, Adipositas, Hypercholesterinämie, Diabetes mellitus, körperliche Inaktivität, höheres Lebensalter, Geschlecht, arterielle Hypertonie und familiäre Disposition [10]. Treffen auf einen Patienten oder eine Patientin zwei oder mehr dieser Faktoren zu, steigt das Risiko einer Erkrankung um das Vierfache an [11].

3.4.1. Rauchen

Nikotinabusus gilt als wichtiger Risikofaktor für Atherosklerose. Schon wenige Zigaretten pro Tag führen zu einer signifikanten Risikosteigerung [12]. Weshalb Rauchen die Entstehung der Gefäßverkalkung fördert, ist noch nicht vollständig geklärt. Die zentrale Wirkung des Nikotins dürfte jedoch die Schädigung des Endothels und die Steigerung der Proliferation der Gefäßmuskelzellen sein [3,13]. Außerdem begünstigt Nikotin durch negative Beeinflussung von Lipid- und Gerinnungsparametern die Atherosklerose. Durch Nikotinabstinenz sinkt das Risiko an Atherosklerose zu erkranken wieder deutlich.

3.4.2. Diabetes mellitus

Bei einem gesunden Menschen liegt der Blutzuckerspiegel im nüchternen Zustand unter 100 mg/dl. Nach einer Mahlzeit bleibt der Wert unter 140 mg/dl.

Diabetes mellitus ist eine Stoffwechselerkrankung bei der zu wenig Insulin gebildet wird, sie kann sowohl erworben als auch angeboren sein. Ein Diabetes mellitus liegt vor bei einem nüchtern Blutzuckerwert über 126 mg/dl oder nach dem Essen über 200 mg/dl.

Die Krankheitshäufigkeit von Diabetes mellitus nimmt weltweit zu [14]. Vor allem inaktive und übergewichtige Menschen sind von dieser Krankheit betroffen [15]. Diabetes gehört zu den häufigsten chronischen Erkrankungen und weist viele schwerwiegende Folgeerkrankungen auf.

Diabetes mellitus beschleunigt nachgewiesen die Entstehung und das Fortschreiten der Atherosklerose. Durch den erhöhten Blutglukosespiegel kommt es durch vermehrte Phagozytose zu Endothelschäden [16].

Die Häufigkeit von Schlaganfällen ist bei Diabetikern 2,5 bis 3,5-mal höher. Eine Studie von de Angelis et al. mit 360 ProbandInnen, davon waren 187 nicht-diabetisch und 178 waren Diabetes mellitus Typ2 PatientInnen, ergab dass Diabetiker 3-mal häufiger eine Carotisstenose entwickeln als Nicht-Diabetiker [17].

3.4.3. Lipide

Bereits in jungen Jahren kommt es schon zu ersten Lipideinlagerungen in die Gefäßintima [5,7]. Die Aorta ist bereits in der ersten Lebensdekade betroffen, die Koronararterien in der zweiten und die Hirnarterien vor allem in der dritten.

Der Low-density-lipoprotein (LDL)-Cholesterinwert verhält sich zur Atherosklerosebildung proportional, während sich das High-desity-lipoprotein (HDL)-Cholsterin umgekehrt proportional zu dieser steht [18]. Die LDL-Konzentration im Blut sollte nicht mehr als 100 mg/dl betragen [19]. Ein Wert über 160 mg/dl und ein HDL-Wert unter 35 mg/dl werden als Hochrisikofaktoren angesehen [18]. Erhöhte Cholesterinwerte sollten nicht isoliert betrachtet werden. Liegen mehrere Risikofaktoren für eine Atherosklerosr vor, kann bereits ein mäßig erhöhter Cholesterinwert ungünstig sein.

Adipositas ist eine Ernährungs- und Stoffwechselkrankheit. Das Übergewicht ist mit einer deutlichen Vermehrung des Körperfettes verbunden. Übergewichtige Menschen haben in der Regel auch erhöhte Blutfette.

3.4.4. Hypertonie

Nach der World Health Organisation (WHO) spricht man ab einem systolischen Wert von 140 mmHg und einem diastolischen Wert von 90 mmHg von Bluthochdruck. Bis heute ist Hypertonie der weltweit verbreitetste Risikofaktor für viele Krankheiten [20].

Blutdruck	Systolisch (mmHg)	Diastolisch (mmHg)
Hypotonie	unter 100	unter 60
Normal	100-139	60-79
Hypertonie	über 140	über 90

Tab. 1: Einteilung des Blutdruckes

Hypertonie führt in den Gefäßen zu einer Verdickung der Intima Media und zur Entwicklung von Gefäßplaques. Besonders stark betroffen sind davon die zerebralen Gefäße und die Aorta, während die unteren Extremitäten weniger befallen sind [21].

3.4.5. Intima Media Dicke (IMT)

Eine IMT größer als 1mm, kann bei jungen gesunden Menschen als pathologisch betrachtet werden. Der Normwert liegt bei 0,5mm [22]. Bei der älteren Bevölkerung wird eine IMT von 0,7-0,8mm noch als physiologisch angesehen [23,24].

Die IMT gilt als Einflussfaktor für künftige Myokardinfarkte und Insulte [25–27]. Diese strukturellen Modifikation des Endothels sowie die funktionelle Störung sind weitgehend reversibel [28].

Abbildung 3 zeigt die Vermessung der Intima Media mit einem Durchmesser von 1,15mm.

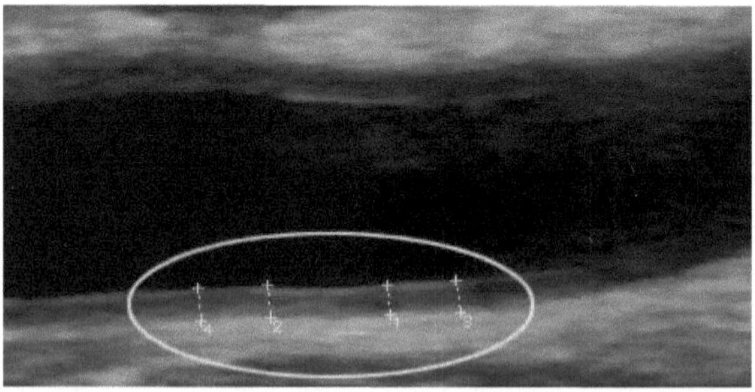

Abb. 3: Messung der Intima Media

3.4.6. Bewegungsmangel

Regelmäßige körperliche Aktivität ist nicht nur zur Prävention der Atherosklerose sinnvoll, sondern auch für andere Erkrankungen wie zum Beispiel Diabetes mellitus und Depressionen. Schon eine verstärkte Aktivität im Alltag und ein regelmäßiges Ausdauertraining, etwa dreimal wöchentlich, helfen die körperliche Leistungsfähigkeit zu steigern [5]. Eine Studie bestätigte, dass eine gute kardiovaskuläre Fitness zu einer signifikanten Verringerung der Carotisatherosklerose führt [29].

4. Stenose der Arteria carotis

Unter Stenose versteht man eine Verengung der Halsschlagader. Sie entsteht in den meisten Fällen durch Atherosklerose. Diese ist charakterisiert durch Degeneration der Arterien und Verhärtung der Gefäßwand mit folgendem Elastizitätsverlust. Dies führt zu einer deutlichen Einengung des Gefäßdurchmessers. Stenosen können einerseits völlig asymptomatisch bleiben, andererseits aber zu Symptomen wie verminderter Durchblutung des Gehirns mit neurologischen Ausfällen, bis hin zum Schlaganfall führen. Außerdem kann es zu transitorischen ischämischen Attacken (TIA) kommen. Bei TIA's treten kurzzeitig, reversible schlaganfallähnliche Symptome auf, diese reichen von Sehstörungen und Sprachstörungen bis hin zu ausgeprägten Lähmungen und Sensibilitätsverlust.

Die Prävalenz arteriosklerotisch bedingter Carotisstenosen mit einem Stenosegrad von ≥ 50 % steigt ab dem 65. Lebensjahr auf über 5 % an. Männer sind etwa doppelt so häufig von hämodynamisch relevanten Stenosen betroffen wie Frauen [3,30,31].

Screeninguntersuchungen werden aus verschiedenen Gründen durchgeführt, wie zum Beispiel als präoperative Untersuchung, bei einem Stenosegeräusch während der Auskultation oder zur Abklärung einer symptomatischen Stenose mit der Möglichkeit des Erkennens einer asymptomatischen kontralateralen Verengung. Allerdings existieren keine groß angelegten systematischen Screeningstudien, so dass die genaue Angabe der Prävalenz sehr schwer ist und sich auf verschiedenste Studien beziehen muss [32].

In einem systematischen Review einer holländischen Arbeitsgruppe von 40 Studien mit mehr als 20.000 untersuchten ProbandInnen fand sich eine Prävalenz von insgesamt 4,2% für asymptomatische Carotisstenosen. Ab dem 70. Lebensjahr betrug die Prävalenz 12,5% (95% CI 7,4%-20,3%) bei Männern und 6,9% (95% CI 4,0%-11,5%) bei Frauen. Die Prävalenz hochgradiger Carotisstenosen >70% betrug insgesamt 1,7% [30].

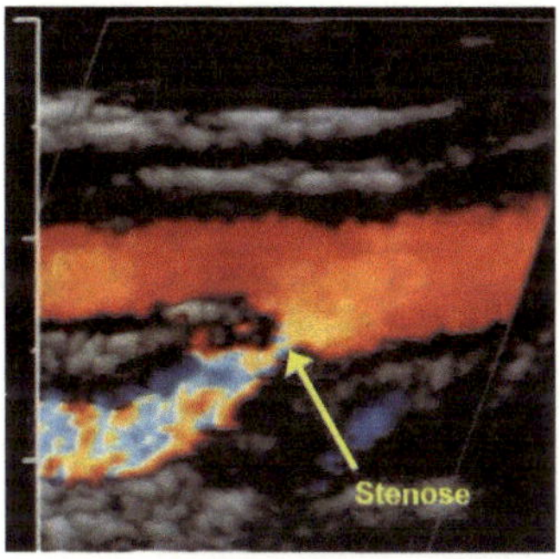

Abb. 4: Farbkodierte Duplexsonographie - Stenose der A. carotis

4.1. Stadieneinteilung[1]

- Stadium I: asymptomatische Stenose oder Verschluss
- Stadium II: TIA, ischämische neurologische Symptome, die sich binnen 24 Stunden vollständig rückbilden
- Stadium III: frischer ischämischer Insult, teilweise Restitution der neurologischen Symptomatik
- Stadium IV: postapoplektischer Endzustand, irreversibler Defektzustand mit bleibender neurologischer Symptomatik

4.2. Graduierung einer Stenose

Da bei einer Stenose der Arterie trotzdem das gleiche Volumen an Blut durch die Verengung fließen muss, erhöht sich die Geschwindigkeit des Blutflusses. Zur Quantifizierung dient ein Vergleich aus systolischem Spitzenfluss (angegeben in m/sec) im Abgangsbereich der ACI, verglichen zum vorgeschalteten Abschnitt der ACC.

Verhältnisse kleiner als 1.5 gelten hierbei als hämodynamisch nicht relevant und werden als < 50% lumenstenosierend kategorisiert. Verhältnisse zwischen 1.5 und 2.0 gelten als 50-60%, 2.0 – 3.2 als 60-70%, 3.2 – 4.0 als 70-80% und darüber als > 80% [33].

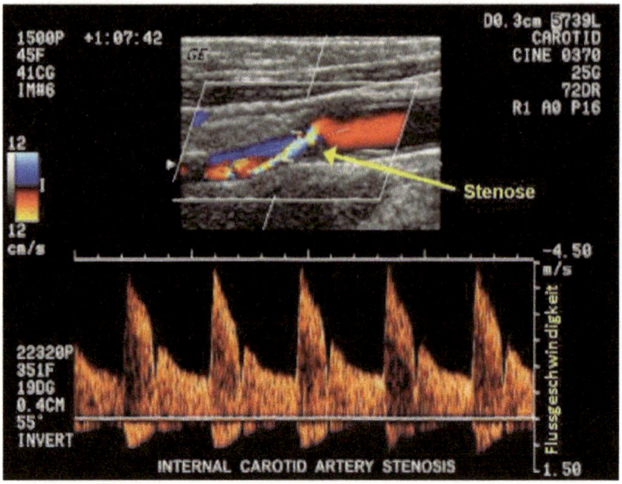

Abb. 5: Messung der Flussgeschwindigkeit bei einer Stenose der ACI

4.3. Symptome einer Carotisstenose

Der erste Schritt zur Unterscheidung zwischen asymptomatischer und symptomatischer Stenose ist die ausführliche Anamnese und die klinische neurologische Untersuchung. Diese beinhaltet eine Kontrolle von Motorik, Sicht- und Tastsinn und der Druckschmerzempfindlichkeit an der Austrittsstelle der sensiblen Nerven. Weiters erfolgt die Auskulation der Carotiden und eine Funktionsprüfung der Hirnnerven. Diese Untersuchungen sollten durch einen erfahrenen Neurologen erfolgen.

Eine Stenose wird als asymptomatisch klassifiziert, wenn in den vergangenen 6 Monaten keine stenose-assoziierten Symptome aufgetreten sind. Asymptomatische Stenosen werden meist als Nebenbefund entdeckt [32].

Im Gesamtquerschnitt der hirnversorgenden Gefäße nehmen die Carotiden mit je 30% teil. Wird die Blutzufuhr stark verringert, wird beim Gesunden die Störung durch eine Gegenregulation kompensiert. Die beiden Carotissysteme und das Vertebralissystem sind durch den Circulus arteriosus miteinander verbunden, der die teilweise oder komplette Versorgung eines weiteren Systems übernehmen kann.

Wenn diese Möglichkeiten erschöpft sind, kommt es zu Ausfallerscheinungen. Bei PatientInnen mit Kreislaufproblemen wird dieser Zustand bereits früher erreicht, auf Grund fehlender Reserven der Herzleistung und dem Zustand der Gefäße [34]. Diese Kreislaufprobleme umfassen:

- Primäre bzw. konstitutionelle Hypotonie: Ursache ist die erbliche Veranlagung und körperliche Statur, möglicherweise auch Umweltbedingungen und Infekte
- sekundäre Hypotonie: Ursache sind verschiedene Erkrankungen wie: Herzinsuffizienz, Herzinfarkt, hormonelle Störungen, Diabetes und Erkrankungen des Nervensystems
- orthostatische Hypotonie: Ursache ist eine gestörte Orthostase (Anpassung des Blutdruckes an die aufrechte Lage des Körpers durch eine Störung der Venenfunktion in den unteren Extremitäten)

Der Zeitspanne in der eine Carotisstenose als symptomatisch gilt, ist mit 180 Tagen festgelegt [31]. Typische Symptome einer extrakraniellen Carotisstenose sind retinale Ischämie, einseitige Parese oder Lähmung des Gesichts und Armes, einseitige Gefühlsstörungen sowie Sprach- oder Sprechstörungen. Hingegen sind Schwindel, Doppelbilder, Gedächtnisstörungen und Kopfschmerzen eher untypisch [31]. Patienten mit bekannter Carotisstenose sollten in 6- bis 12-monatigen Abständen regelmäßig nachuntersucht werden [31].

Stenosen der ACI sind die Ursache für fast ein Drittel aller ischämischen Insulte. Dabei entstehen 80% der klinischen Symptome durch zerebrale Embolien aus atherosklerotischen Plaques und die restlichen 20% durch verminderte Durchblutung der zerebralen Gefäße [12]. Mehrere Beobachtungsstudien weisen darauf hin, dass das Risiko für ein zerebrovaskuläres Ereignis, wie einen Insult, bei chronischem Verschluss der A. carotis geringer ist als bei einer hochgradigen Carotisstenose [35].

4.4. Therapie der Carotisstenose

Bei PatientInnen mit einer Carotisstenose und atherosklerotischen Veränderungen sollten primär die Risikofaktoren gesenkt werden. Hierzu zählen neben Nikotinverzicht, Normalisierung des Körpergewichtes und ausreichend körperlicher Aktivität auch medikamentöse Maßnahmen zur Behandlung einer Hypertonie [31]. Bei der Entscheidung über die richtige Behandlungsmethode sind patientenspezifische Faktoren, wie anatomische Voraussetzungen, Alter und Vorlieben des Patienten beziehungsweise der Patientin zu beachten.

4.4.1. Medikamentös

Für die konservative, medikamentöse Therapie stehen Thrombozytenaggregationshemmung mittel Acetylsalicylsäure (ASS), Dipyridamol mit ASS und Clopidogrel zur Verfügung. Zusätzlich wird eine Behandlung mit Statinen empfohlen, aufgrund ihrer antiinflammatorischen und damit plaquestabilisierenden Wirkung [12].

Eine kanadische Studie hat gezeigt, dass das durch Carotisstenosen verursachte Schlaganfallrisiko mittels intensiver medikamentöser Therapie, Senkung der Risikofaktoren und sportliche Aktivität von 3% auf 1% pro Jahr gesenkt werden kann [36].

4.4.2. Chirurgisch

Carotis-Endarteriektomie (CEA) ist ein operativer Eingriff, um die Arterie freizulegen, zu öffnen und anschließend die Ablagerungen zu entfernen. Falls sich an der Engstelle bereits ein Thrombus gebildet hat, der entfernt werden muss, spricht man von einer Thrombendarteriektomie (TEA).

Bei einer Studie von Liapis et al. wurde festgestellt, dass die CEA 70-90 prozentiger Stenosen zu einer Schlaganfallreduktion von 16% nach fünf Jahren führt [37].

Von einer CEA profitieren besonders [32]:

- Männer
- PatientInnen älter als 70 Jahre
- PatientInnen mit ulzerierenden Stenosen
- PatientInnen mit insuffizientem Kollateralkreislauf
- PatientInnen mit rezidivierenden Symptomen

Die Begleittherapie bei einer CEA beinhaltet die Gabe von Acetylsalicylsäure sowie die Optimierung der vaskulären Risikofaktoren.

Carotis-Stenting (CAS) ist für Patienten und Patientinnen mit höherem Operationsrisikio das Mittel der Wahl. Ein Stent ist ein medizinisches Implantat, das minimalinvasiv über einen Katheter in den eingeengten Gefäßabschnitt eingebracht wird, um ihn offen zu halten (siehe Abb. 6).

Ein Stent ist röhrenförmig und besteht meist aus einem Gittergerüst aus Kunstfasern oder Metall. Es werden zwei Arten von Stents unterschieden: selbstexpandierende und ballonexpandierbare Stents. Erste bestehen aus speziellen Formgedächtnislegierungen und werden durch die sogenannte radiale Kraft von selbst in Form gebracht. Oft ist noch ein Nachdehnen mit einem zusätzlich eingebrachten Ballonkatheter erforderlich. Die ballonexpandierenden Stents werden durch Balloninflation an der verengte Stelle fixiert [38].

Ballonexpandierbare, von außen deformierbare Stents, sind für die oberflächlich gelegene Carotisbifurkation ungeeignet, deswegen haben sich selbstexpandierende Stents als Standard durchgesetzt [39]. An der Carotisbifurkation werden nahezu ausschließlich selbstexpandierende Stents verwendet, jedoch bei Stenosen am Abgang der ACC und bei intracraniellen Stenosen sind auch ballonexpandierbare Stents möglich und werden aufgrund ihrer schnellen und exakten Platzierbarkeit oft bevorzugt [32].

CAS wird empfohlen für [32]:

- Stenosen an chirurgisch nicht gut erreichbaren Stellen
- Restenosen nach CEA
- Bei radiogenen Stenosen

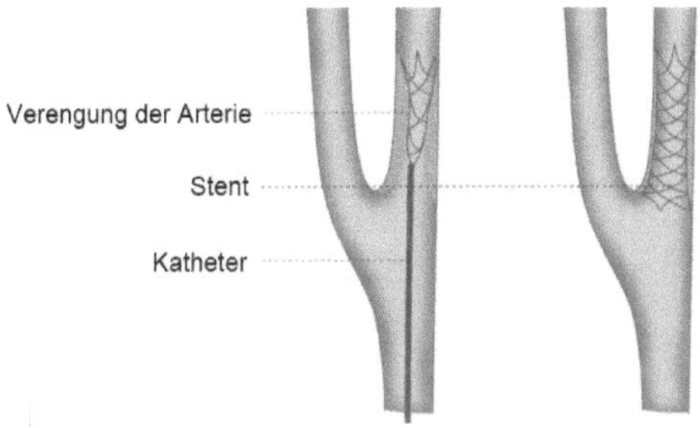

Abb. 6: Stenting der A. carotis

Therapie nach Stadieneinteilung[31]

- Stadium I: Bei asymptomatischen Stenosen wird ein Vorteil der Operation für die PatientInnen nur bei hochgradigen Stenosen über 70% und bei niedriger Komplikationsrate (<3%) erreicht.
- Stadium II: Eine klare Operationsindikation ergibt sich im Stadium II bei höhergradiger Stenose >70%.

  In der NASCET-Studie war das 5-Jahres Risiko für einen Schlaganfall 22,2% in der medikamentös behandelten Gruppe, in der CEA-Gruppe 15,7%. Dies entspricht einer Risikoreduktion um 6,5% [40].
- Stadium III: Akutoperation werden nur bei fehlender Bewusstlosigkeit empfohlen.

Der Nutzen der Operation ist am größten, wenn der Eingriff innerhalb von 14 Tagen nach dem Ereignis durchgeführt wird [41].

Nach Abschluß des 2. Jahres gleicht sich das Risiko der symtomatischen Stenose dem Risiko der asymtomatischen Carotisstenose an. Innerhalb der ersten 7 Tage liegt das absolute Schlaganfall- Risiko bei 5% [42].

Bei einem Hinweis auf Komplikation nach dem Eingriff sollte so bald wie möglich eine Magnetresonanzangiographie (MRA) veranlasst werden. Dabei werden dreidimensionale Datensätze aufgenommen, die eine Beurteilung der Gefäße aus verschiedenen Blickrichtungen ermöglichen.

Bei Verdacht auf eine Rest- oder Restenose nach einer Carotisoperation oder Stentimplantation ist die FKDS die Diagnosemethode der Wahl, da die Ergebnisse der MRA von dem verwendeten Stenttyp und Stentmaterial abhängig sind [43]. So zeigen Stents aus rostfreiem Stahl die schlechtesten Ergebnisse, während Stents aus Tantal sehr gut für eine MRA geeignet sind. Stents aus Kobalt-Legierungen oder Nitinol sind durchaus auch für eine MRA geeignet, verursachen jedoch mehr Artefakte als Tantal-Stents [44].

5. Problemstellung

Obwohl in den letzten Jahren die Therapie von SchlaganfallpatientInnen bereits deutlich verbessert wurde, ist der zerebrale Insult in den westlichen Industrieländern die häufigste Ursache für dauerhafte Behinderungen. Die Frage nach dem idealen Zeitpunkt der Intervention sowie die Diskussion um eine Therapie von Stenosen sind Gegenstand aktuell publizierter wissenschaftlicher Arbeiten. Es gibt weltweit Debatten über die Einführung und den Nutzen von bevölkerungsweiten Screenings zu Vorsorgeuntersuchung. Dadurch könnten Carotisstenosen frühzeitig erkannt und therapiert werden. In der Debatte über die Kosteneffektivität der Vorsorgeuntersuchungen, sind genaue Prävalenzschätzungen notwendig.

Aufgrund der Annahme, dass sich Veränderungen der Carotisstrombahn in ungefähr 30% der Fälle finden lassen, errechnet sich bei einem Alpha von 0.05 und einer Power von 80% eine Fallzahl von 48.

Das Ziel dieser Bachelorarbeit ist in einem Kollektiv von 50 TeilnehmerInnen zu evaluieren, ob die Trefferquote bei erstmalig untersuchten PatientInnen mit Verdacht auf eine Verengung der Arteria carotis dem Vorhersagewert von 30% entspricht.

5.1. Forschungsfragen

- Leitfrage:

  Wie hoch ist die Trefferquote bei einem Kollektiv von 50 PatientInnen mit Verdacht auf eine Verengung der Karotis eine Carotisstenose über 50 Prozent zu diagnostizieren?

- Unterfrage:

  Wie stark ist der Einfluss der Risikofaktoren Alter, Geschlecht, Rauchen und Diabetes?

5.2. Hypothesen

- Nullhypothese:

  Der Anteil der PatientInnen, die mit Verdacht auf eine Carotisstenose überwiesen werden, bestätigt sich in 30% der Fälle.

- Alternativhypothese:

  Der Anteil der PatientInnen, die mit Verdacht auf eine Carotisstenose überwiesen werden, bestätigt sich nicht in 30% der Fälle.

6. Material und Methode

6.1. Technische Grundlagen

Die Ultraschalldiagnostik hat einen großen Anwendungsbereich und wird von fast allen medizinischen Fachdisziplinen genutzt. Das liegt vor allem daran, dass es eine risikoarme, schmerzlose, nicht invasive und strahlenexpositionsfreie Methode zur schnellen Diagnose ist. Außerdem sind die anfallenden Kosten im Gegensatz zu anderen bildgebenden Verfahren wie der Computertomographie geringer. Weiters erlaubt eine freie Führung der Sonde eine Kontrolle über das gewünschte Bild in Echtzeit, und liefert somit morphologische als auch funktionelle Informationen. Der Nachteil sonographischer Untersuchungen ist, dass es keine standardisierte Ausbildung gibt und es daher qualitative Unterschiede in den diagnostischen Fähigkeiten der AnwenderInnen geben kann.

Zur Erzeugung des sonographischen Bildes werden mit einem piezoelektrischen Kristall hochfrequente Schallwellen im Megaherzbereich entsandt, die sich je nach Gewebezusammensetzung unterschiedlich ausbreiten. An Grenzflächen zwischen Geweben unterschiedlicher akustischer Impedanz kommt es zur Reflexion der Wellen, die anschließend vom Empfänger aufgenommen werden. Um bei der Sonographie Reflektionen der Ultraschallwellen an der Grenzfläche Luft-Haut zu vermeiden, wird ein wasserhaltiges Ultraschallgel verwendet [3,45].

6.1.1. B-Bild Sonographie

Bei der B-Bild-Sonographie werden die empfangenen Echos entsprechend ihrer Intensität, Richtung und Reflexionszeit analysiert und zweidimensional dargestellt. Dabei hängt im sogenannten B-Bild (brightness mode) die Helligkeit eines Bildpunktes von seiner Signalintensität ab. Hochamplitude Reflexionen wie kalkhaltige Plaques werden als helle Bildpunkte dargestellt, niedrigamplitude in den entsprechenden Grauabstufungen. Somit stellt das B-Bild die Morphologie in Grauwerten dar.

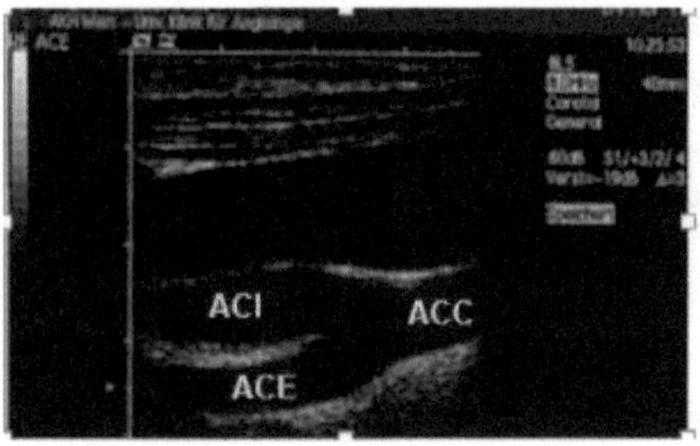

Abb. 7: B-Bild Sonographie der A. carotis

6.1.2. Dopplersonographie

Die Dopplersonographie gründet auf dem, nach dem österreichischen Physiker Christian Doppler benannten Dopplereffekt, der auftritt, wenn eine statische Schallquelle (Ultraschallsonde) mit einer bestimmten Frequenz Schallwellen entsendet, die - vom sich bewegenden Teil (Blutfluss) - reflektiert werden [46]. Dabei ist die Differenz zwischen gesendeter und empfangener Frequenz (sogenannter Dopplershift) umso größer, je größer die Strömungsgeschwindigkeit des Blutes ist [3]. Somit ermittelt man über die Bestimmung der Dopplerfrequenz die Bewegungsrichtung und die Geschwindigkeit von sich bewegenden Partikeln - in diesem Fall Erythrozyten.

Es gibt zwei Methoden der Schallaussendung in der Dopplersonographie. Verfahren mit kontinuierlicher Schallaussendung (continous-wave/CW) oder mit gepulster Schallaussendung (pulse-wave/PW). Beim CW-Doppler verfügen Geräte über separate Sender- und Empfängervorrichtungen in der Sonde. Dadurch ist zwar keine Tiefenzuordnung der Arterie möglich, dafür können Gefäße jedoch leichter gefunden werden.

6.1.3. Farbkodierte Duplexsonographie (FKDS)

Die farbkodierte Duplexsonographie (FKDS) ist eine Kombination aus B-Bild-Methode, Doppler-Verfahren und Farbkodierung.
Durch die Farbkodierung wird die Richtung des Blutflusses mit Hilfe unterschiedlicher Farben sichtbar gemacht. In der Regel wird dabei der Blutfluss zum Schallkopf hin in Rot dargestellt und der Fluss vom Schallkopf weg blau. Somit kann der Blutfluss in Arterien von dem in Venen unterschieden werden. Dieses Verfahren ermöglicht eine schnelle und sichere anatomische Orientierung. Außerdem hilft der Farbdoppler, kleine Gefäße aufzufinden, die im B-Bild alleine nicht dargestellt werden können [3].
Die FKDS überlagert das B-Bild in Echtzeit mit einer zweidimensionalen farbkodierten Blutflussdarstellung, generiert durch das Dopplerverfahren. Mit der FKDS kann die Richtung des Blutstromes, die Flussgeschwindigkeit und die Homogenität des Flusses farbig, grafisch als Kurve und akustisch dargestellt werden. Mit dieser Methode können die Gefäßwände mit möglicherweise krankhaften Ablagerungen oder morphologischen Veränderungen dargestellt und gleichzeitig der dadurch veränderte Blutfluss mit möglichen Turbulenzen, Strömungsbeschleunigungen oder gar der Verschluss sicher beurteilt werden [3]. Die FKDS besitzt eine Sensitivität von 81% und eine Spezifität von 82% [4]. Sie ist heute die wichtigste Untersuchung für die Therapieplanung (konservative Therapie, Katheter- oder chirurgische Intervention) [47].

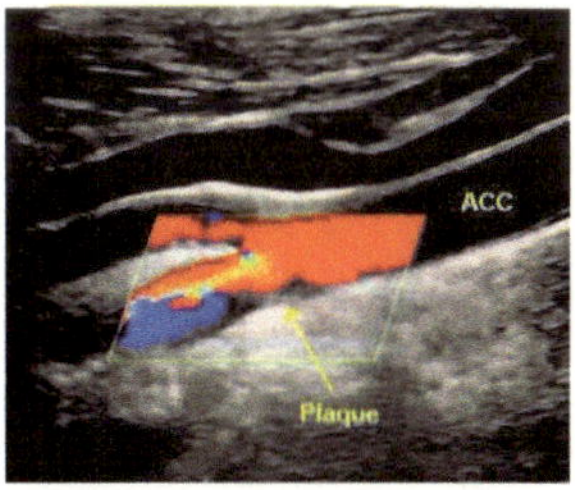

Abb. 8: Farbkodierte Duplexsonographie – A.carotis

6.1.4. Ultraschallsonden

Nach ihrem Aufbau und unterschiedlichen Eigenschaften unterscheidet man drei verschiedene Sondentypen beziehungsweise Schallkopfarten, die für den routinemäßigen Gebrauch geeignet sind [48]:

a. Sektorschallkopf: Beim Sektorschallkopf wird das Schallfeld fächerförmig über das Untersuchungsfeld geschwenkt. Der Ultraschallkopf erzeugt schallkopfnahe ein schmales, weiter weg ein breites Bild. Die Vorteile sind eine kleine Berührungsfläche und sehr gute Abbildungen schallkopfferner Strukturen.
b. Linearschallkopf: Dabei wird das Schallfeld durch parallel angeordnete Schallwandler erzeugt, dadurch entsteht ein rechteckiges Bild. Der Vorteil des Linearschallkopfes ist die gute Auflösung schallkopfnaher Strukturen. Das macht ihn zum idealen Instrument für die Untersuchung oberflächlicher Strukturen, wie zum Beispiel der Carotiden. Nachteil ist die große Ankoppelungsfläche, die die Handhabung bei beschränktem Platz erschwert.
c. Konvexschallkopf: Hier sind die Wandlerelemente wie beim Linearschallkopf parallel angeordnet, aber auf einer konvexen Oberfläche, dadurch entsteht wie beim Sektorschallkopf ein fächerförmiges Bild, das allerdings kopfnahe breiter ist. Der Konvexschallkopf ist somit eine Verbindung zwischen Sektor- und Linearschallkopf. Dadurch ist dieser Sondentyp besonders für die Übersichtsuntersuchungen, vor allem im Abdomen, verwendet. Er stellt allerdings einen Kompromiss dar, da sein Auflösungsvermögen das des Linearschallkopfes nicht erreicht und Verzerrungen im Nah- und Fernbereich auftreten können.

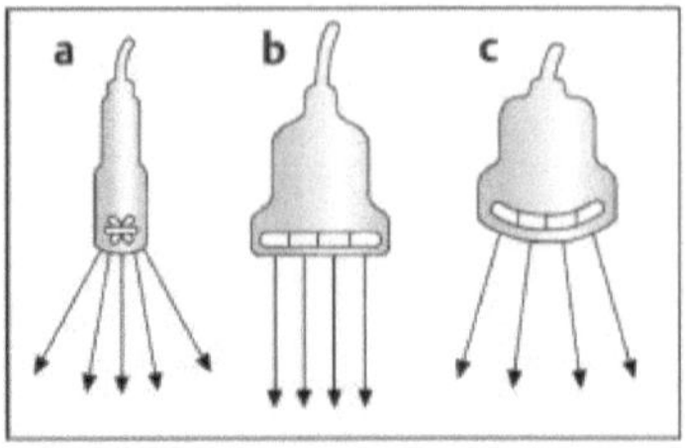

Abb. 9: Schallkopfarten nach Block: a=Sektorschallkopf, b=Linearschallkopf, c=Konvexschallkopf

6.1.5. Artefakte

- Schallauslöschungsartefakte: diese entstehen durch Absorption der Schallenergie durch zum Beispiel echoreiche Plaques, dadurch werden auch aus dem dahinter liegendem Gewebe keine Echos empfangen. Dieses Artefakt wirkt sich nicht nur im B-Bild und Farb-Doppler-Modus aus, sondern auch im Spektral-Doppler-Modus. Abbildung 10 zeigt die FKDS der ACI mit vorhandenem Schallschatten.

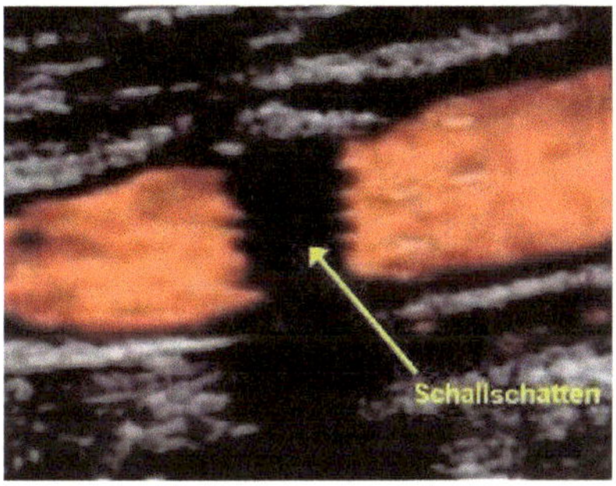

Abb. 10: Schallauslöschungsartefakt durch echoreiche Plaque an der ACI nach Beuscher-Willems

- Aliasing Effekt: Ein Aliasing-Artefakt stört dort, wo aus Diagnostikerfordernissen die Farbskala auf einen bestimmten Geschwindigkeitsbereich eingestellt ist, dieser aber nicht der Strömungsgeschwindigkeit in allen gerade dargestellten Blutgefäßen entspricht [49]. Dadurch kommen unerwünschte Farbumschläge zustande, die nicht mit einer Stenose verwechselt werden dürfen.

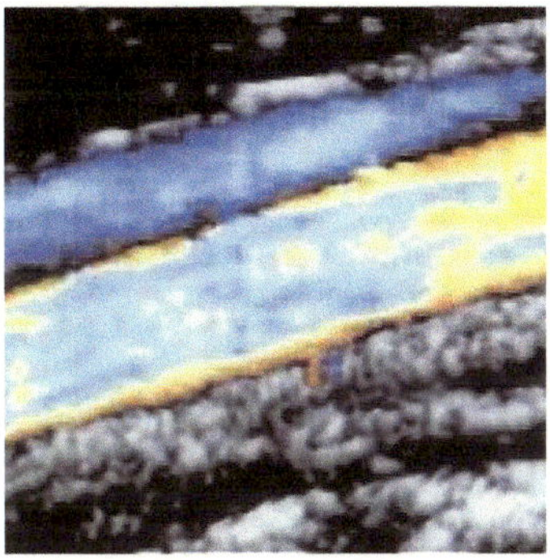

Abb. 11: Aliasing Effekt nach Beuscher-Willems

- Perivaskuläre Gewebsvibration: Dies ist ein Farb-Doppler-Artefakt, das bei hochgradigen Stenosen über 75% vorkommt. Es entsteht durch Vibration perivaskulärer Weichteile bei Auftreten einer sehr schnellen Strömung und tritt fächerförmig am Stenosemaximum nach distal auf (siehe Abb.12). Diese typische Deltaform des Artefakts ist besonders vorteilhaft bei Stenosebefunden, die wegen schlechten Schallbedingungen und oder ungünstiger Lage nicht optimal beurteilbar sind [50]. Zum Beispiel bei Stenosen, die von Schallauslöschungsartefakten überlagert werden.

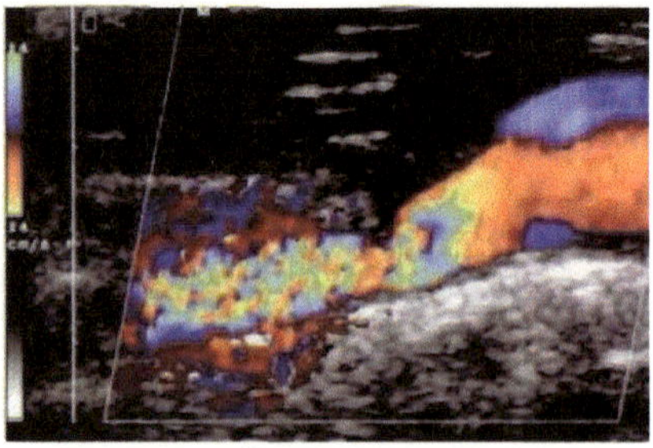

Abb. 12: Perivaskuläre Gewebsvibration bei hochgradiger Stenose der A. carotis nach Beuscher-Willems

6.2. Gerätetechnik

Duplexsonographische Untersuchungen wurden allesamt auf Acuson Sequoia M512 Geräten mit einem 5 MHZ Linearschallkopf (Acuson, Mountain View, Kalifornien, USA) vorgenommen. Der Linearschallfopf ist optimal für die Untersuchung der A. carotis und A. vertebralis, da er eine Untersuchung mit konstantem Schallwinkel ermöglicht. Dieser Schallkopf liefert ein rechteckiges Bild, in dem die Farblinien parallel verlaufen.

Die Beurteilung der Arteria carotis inkludiert sowohl eine B-Bild-sonographische Untersuchung zur Dokumentation von Plaques und Verkalkungen als auch hämodynamische Beurteilungen mittels Farbkodierung und Dopplersonographie.

Zur Quantifizierung dient ein Vergleich aus systolischem Spitzenfluss (angegeben in m/sec) im Abgangsbereich der A. carotis interna verglichen zum vorgeschaltetem Abschnitt der A. carotis communis.

Verhältnis	Stenosegrad
<1,5	<50%
1,5-2,0	50-60%
2,1-3,2	60-70%
3,2-4,0	70-80%
>4,0	>80%

Tab. 2: Quantifizierung der Stenose mittel Verhältnis aus systolischem Spitzenfluss

6.3. Kollektiv

Es handelt sich um eine prospektive Beobachtungsstudie mit 50 TeilnehmerInnen.

Aufgrund der Annahme, dass sich Veränderungen der Carotis in ungefähr 30% der Fälle finden lassen, errechnete sich eine Fallzahl von 48.

Von den 50 ProbandInnen sind 29 Männer und 21 Frauen. Alle TeilnehmerInnen sind über 18 Jahre alt. Sie haben keine bereits diagnostizierte Carotisstenose und waren zum ersten Mal zur Untersuchung der Karotis im Allgemeinen Krankenhaus. Der Überweisungsgrund war der Verdacht auf eine Carotisstenose.

Alle PatientInnen erhalten vor der Untersuchung eine Patienteninformation mit Einwilligungserklärung und einen standardisierten Fragebogen.

Erfragt werden:

- Alter
- Geschlecht
- bekannte Erkrankungen der Carotis
- Raucherstatus
- Diabetes

Diese Dokumente befinden sich im Anhang.

Die klinische Abteilung für Angiologie am Allgemeinen Krankenhaus der Stadt Wien diente als Studienzentrum.

7. Ablauf

Die Untersuchung der A. carotis erfolgt im Longitudinalschnitt und Transversalschnitt, während der Kopf des Patienten beziehungsweise der Patientin ein wenig zur Gegenseite geneigt ist. Von der ACC ausgehend wird das Gefäß kontinuierlich nach kranial verfolgt. Die IMT wird in der ACC etwa 1-2cm unterhalb der Bifurkation gemessen. Der Carotisbulbus wird mit den Abgängen der ACI und ACE dargestellt, dabei werden Gefäßwände und Gefäßlumen beurteilt.

Weiters wird geprüft, ob in allen Gefäßabschnitten Strömung nachweisbar ist und ob diese gestört oder beschleunigt ist. Alle Abschnitte, die in der Farb-Doppler-Untersuchung auffällig sind, werden mit dem Spektral-Doppler untersucht. Auf jeden Fall sollte eine Doppler-Ableitung der ACC, ACI und ACE erfolgen. Falls keine Abzweigungen der ACE erkennbar sind, können ACE und ACI durch ihre nicht-pathologischen Strompulskurven unterschieden werden. Außerdem ist die ACI im Durchmesser meist kaliberstärker.

B-Bild	Farb-Doppler	Spektral-Doppler
Gefäßdurchmesser	Nachweis von Strömung	Strömungsgeschwindigkeit
Gefäßverlauf & -abgänge	Gefäßverlauf & -abgänge	Strömungsstörung
Gefäßwand (Plaque, IMT)	Strömungsrichtung	Systole-Diastole-Verhältnis
Lumen	Strömungsveränderungen	Identifizierung von Gefäßen

Tab. 3: Diagnostische Aspekte bei der Beurteilung der A. carotis

7.1. Normalbefunde

7.1.1. Arteria carotis communis

Die Lumenweite der ACC ist bis zum Erreichen der Carotisbifurkation konstant, der Gefäßdurchmesser beträgt etwa 7 mm. Die Flussgeschwindigkeit beträgt etwa 0,7m/s systolisch und 0,2m/s enddiastolisch (siehe Abb.13). Auch bei der Ultraschalluntersuchung ist deutlich zu erkennen, dass der Carotisbulbus physiologisch erweitert ist, dadurch kommt es zu einer Verlangsamung des Blutflusses.

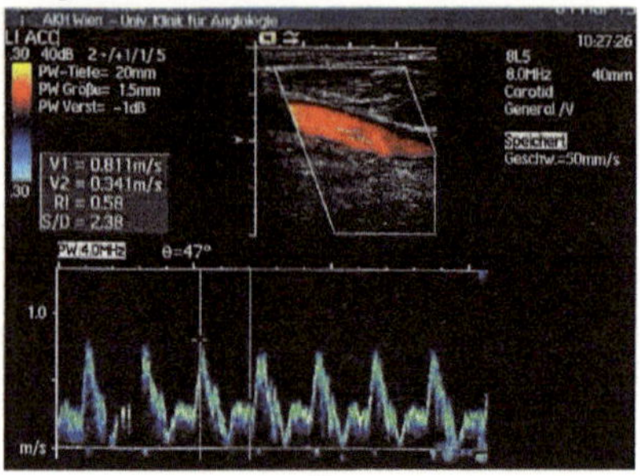

Abb. 13: Normalbefund der ACC

7.1.2. Arteria carotis interna

Das Gefäßdurchmesser beträgt in etwa 5 mm, die Flussgeschwindigkeit 0,8m/s systolisch und 0,2–0,4m/s enddiastolisch. Das Flussmuster ist meist kontinuierlich (Abb.14). Gefäßabgänge sind in der Regel bis zur Schädelbasis keine zu finden.

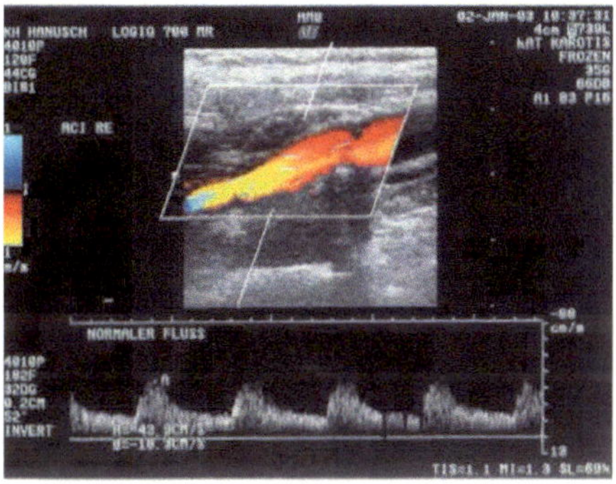

Abb. 14: Normalbefund der ACI

7.1.3. Arteria carotis externa

Der Gefäßdurchmesser der ACE beträgt in etwa 4 mm, die Flussgeschwindigkeit 0,8m/s systolisch und 0,2m/s enddiastolisch. In der Diastole kommt es fast zum Nullfluss oder zu einem kurzdauernden Rückfluss. Das Flussmuster ist pulsatil (siehe Abb.15). Die meistens zu sehenden Gefäßabgänge sind A. thyroidea superior, A. facialis und A. maxillaris.

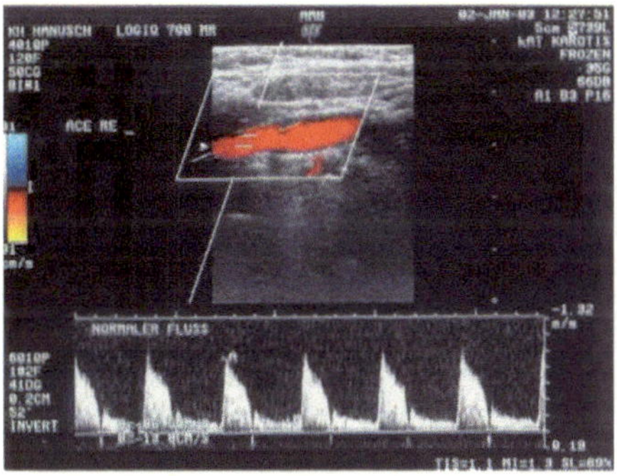

Abb. 15: Normalbefund der ACE

7.2. Pathologische Befunde

7.2.1. Hämodynamisch nicht wirksame Plaques (Stenosegrad < 25 %)

Diese meist glatten Auflagerungen sind häufig im Carotisbulbus am Abgang der ACI oder ACE lokalisiert. Die Lumenverengung ist sehr gering, daher findet sich keine Flussbeschleunigung. Die Plaques sind, wenn sie echoarm erscheinen eher frisch, bei mittlerer Echogenität fibrös und wenn sie sehr echoreich imponieren und Schallschatten werfen, verkalkt. Echoarme Plaques sind vermutlich mit einem höheren Schlaganfallrisiko assoziiert als echoreiche Läsionen [51]. Meistens sind die Plaques jedoch eher gemischt, das heißt teilweise echoreich und teilweise echoarm. Abbildungen 16 verdeutlicht das Aussehen eines Plaques in der FKDS, während Abbildung 17 einen Plaque im B-Bild-Modus im Longitudinal- und im Transversalschnitt zeigt.

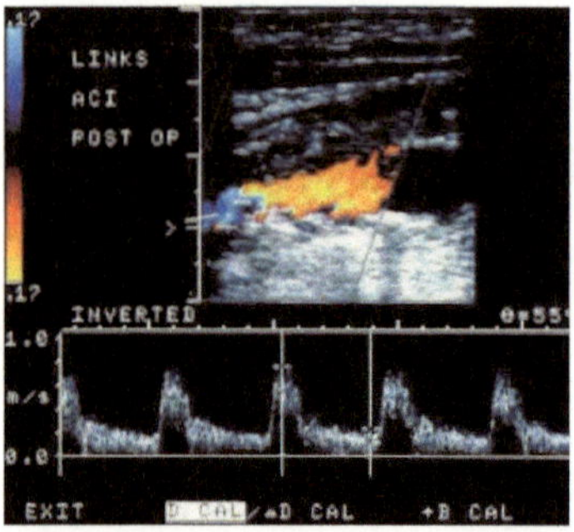

Abb. 16: Hämodynamisch nicht wirksame, eher fibröse, nicht glatte Plaques in der ACI

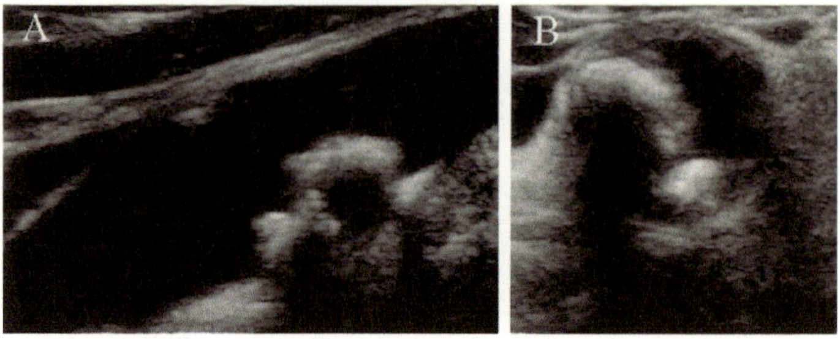

Abb. 17: A: Plaque im Longitudinalschnitt, B: Plaque im Transversalschnitt

7.2.2. Hämodynamische Stenosekriterien

Hämodynamisch relevante Stenosen sind auch durch indirekte hämodynamische Kriterien feststellbar. Diese sind in Tabelle 4 aufgelistet [50]. Abbildung 18 zeigt, wo diese indirekten Stenosezeichen zu finden sind und Abbildung 19 zeigt wie ein poststenotisches Flussprofil aussehen kann.

Direkte Stenosezeichen	Indirekte Stenosezeichen
Lokale Strömungsbeschleunigung	Strömungsverlangsamung prä-/poststenotisch
Turbulenzphänomen	Änderung der Pulsatilität
Strömungsstörung poststenotisch	Nachweis von Kollateralen

Tab. 4: Direkte und indirekte Stenosezeichen

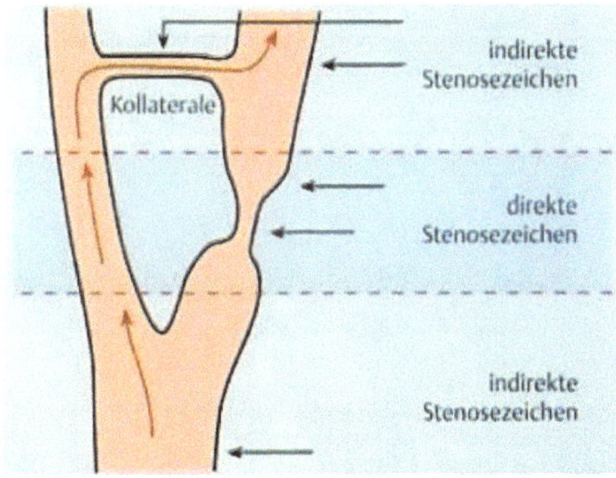

Abb. 18: Ableitung direkter bzw. indirekter Stenosezeichen nach Arning

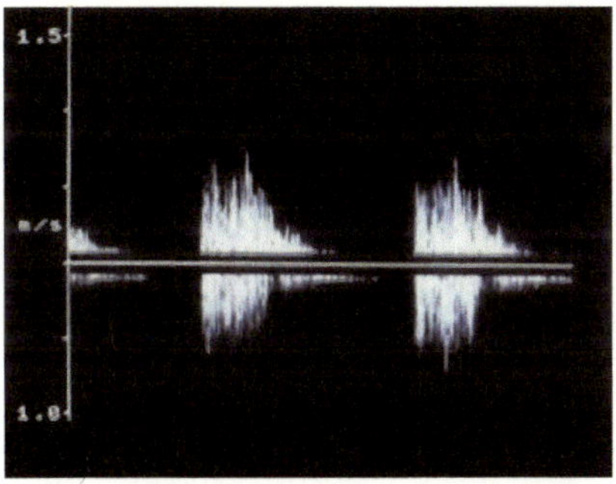

Abb. 19: Poststenotische Strömungsstörung bei hochgradiger Stenose von Arning

7.2.3. Geringgradige Stenosen (Stenosegrad 25–50 %)

Eine Stenose ist prinzipiell erkennbar durch Reduktion des Gefäßlumens, bedingt durch wandständige, vorragende Plaques. Die maximale Flussbeschleunigung beträgt bei einer 25–50 % Stenose 1,15 m/s systolisch und 0,3 m/s diastolisch.

7.2.4. Mittelgradige Stenosen (Stenosegrad 50–70 %)

Das morphologische Bild ist im Wesentlichen wie bei der geringgradigen Stenose, jedoch mit deutlicher Reduktion des Lumens. Daher kommt es auch zu einer eindeutigen Flussbeschleunigung bis 1,6/0,4 m/s (siehe Abb.20).

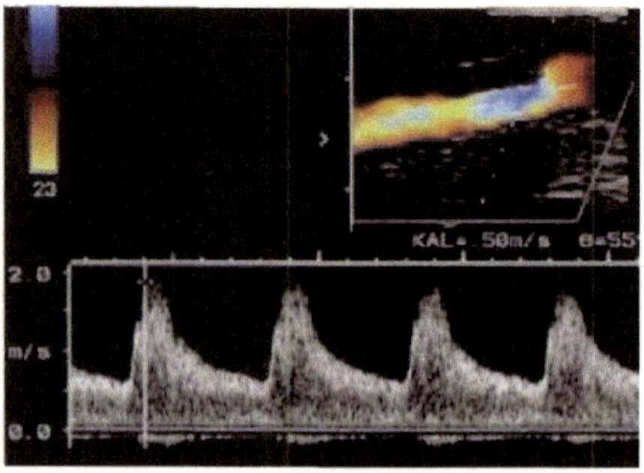

Abb. 20: Mittelgradige Stenose von Arning

7.2.5. Hochgradige Stenosen (Stenosegrad > 70 %)

Hier ist die Lumenreduktion definitionsgemäß noch größer. Die Flussgeschwindigkeit ist bei einer > 70 % Stenose bis zu 2,9/1,1 m/s (siehe Abb.21).

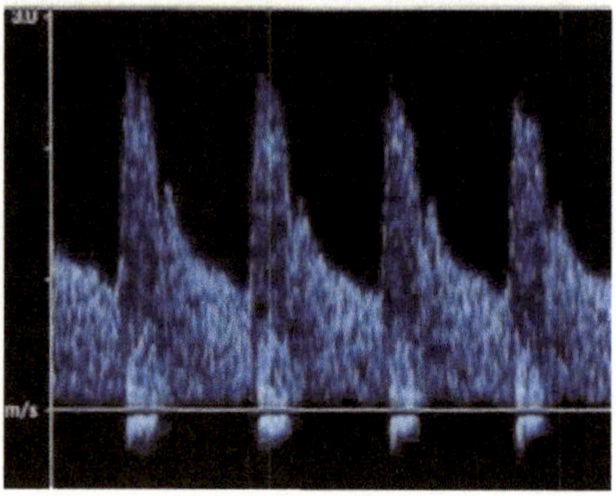

Abb. 21: Hochgradige Stenose von Arning

7.2.6. Filiforme Stenose (Stenosegrad > 90 %)

Hierbei findet sich nur mehr ein fadenförmiges Restlumen. Die Flussbeschleunigung ist bei einer > 90 % Stenose am deutlichsten ausgeprägt.

7.2.7. Verschlüsse

Hier findet sich im verschlossenen Gefäß kein Blutfluss, unmittelbar vor dem Verschluss kommt es zu einer deutlichen Verlangsamung, wie in Abbildung 22 zu sehen ist.

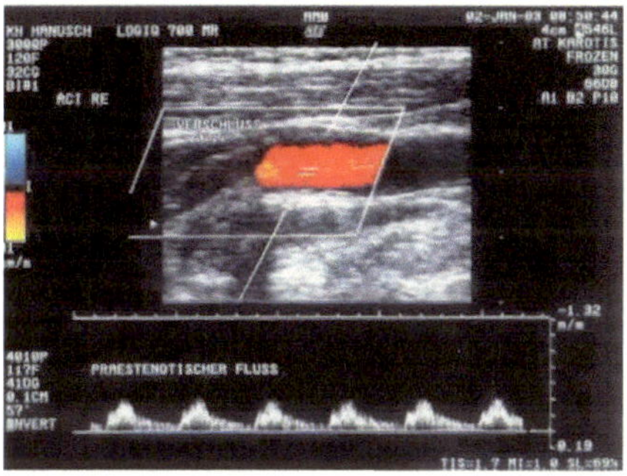

Abb. 22: Verschluss der ACI durch einen echoarmen Thrombus von Arning

8. Statistische Auswertung

Um die erhobenen Daten statistisch verarbeiten und nützen zu können, werden folgende Tests herangezogen:

Prozentuelle Angaben werden für dichotome Variablen vorgenommen. Chi-Quadrat Test dient zum Vergleich von kategorischen Variablen. Alle p-Werte verstehen sich als 2-seitig. Das Signifikanzniveau wird als <0.05 festgelegt. Alle Berechnungen werden mit der Statistik-Software SPSS vorgenommen.

8.1. Alter

Insgesamt wurden 50 PatientInnen im Alter zwischen 25 und 91 Jahren mit einem mittleren Alter von (mean ± SD) 67.42 ± 13.58 Jahren in die Studie eingeschlossen.

8.2. Stenose

Die farbkodierte Duplexsonographie ergab bei 14 Patientinnen, also 28% einen auffälligen Befund mit einer >50%-Stenose der Arteria carotis mit einem 95%-Konfidenzintervall von 15-41%.

Der Chi^2-Test dient zum Vergleich einer empirischen Verteilung (beobachtete Häufigkeit) mit einer theoretischen Verteilung (erwartete Häufigkeit). Der Chi^2-Test bestätigt mit einem p-Wert von 0,76, dass der Anteil von 28% sich nicht signifikant von der Vorgabe von 30% unterscheidet.

Stenose	Häufigkeit
Ja	14
Nein	36
Gesamt	50

Tab. 5: Häufigkeit der Stenose

Stenose	Mittelwert	95% CI
positiv	28%	15-41%
negativ	72%	59-85%

Tab. 6: Mittelwert mit Konfidenzintervall

Stenose	Wert
Chi-Quadrat	0,95
p-Wert	0,76

Tab. 7: Chi^2-Test zum Vergleich des empirischen mit dem erwarteten Anteil

Bei drei PatientInnen (21,4%) mit Stenosen waren sowohl die linke als auch die rechte Körperseite betroffen. Ansonsten war die rechte Seite mit 42% häufiger betroffen als die linke Seite mit 35,7% (siehe Tab.8).

Betroffen von Stenose		Häufigkeit	Prozent
Seite	beide	3	21,4
	links	5	35,7
	rechts	6	42,9
	Gesamt	14	100

Tab. 8: Betroffene Seite

Bei 50% der TeilnehmerInnen war die Stenose in der A. carotis interna lokalisiert. 14,3% der PatientInnen wiesen eine Verengung der A. carotis externa auf und bei 35,7% der ProbandInnen waren sowohl die ACI und die ACE betroffen.

Betroffen von Stenose		Häufigkeit	Prozent
Seite	ACE	2	14,3
	ACI	7	50
	beide	5	35,7
	Gesamt	14	100

Tab. 9: Betroffener Ast der A.carotis

8.3. Geschlecht

Von insgesamt 50 TeilnehmerInnen sind 58% männlich und 42% weiblich.

		Stenose		Gesamt
		ja	nein	
Geschlecht	männlich	7	22	29
	weiblich	7	14	21
Gesamt		14	36	50

Tab. 10: Kreuztabelle: Stenose – Geschlecht

Das Relative Risiko (RR) ermöglicht Aussagen über die Stärke der Assoziation zwischen Exposition und Krankheit. Wenn es sich tatsächlich um einen Risikofaktor handelt, ist das relative Risiko größer als 1. Um dies beurteilen zu können, ist die Angabe eines Konfidenzintervalls sinnvoll [52].

Stenose/Geschlecht	Wert	95% CI
Chi-Quadrat	0,51	
p-Wert	0,47	
RR	0,72	0,3; 1,75

Tab. 11: Verhältnis: Stenose – Geschlecht

Wegen der in Tabelle 11 ermittelten Werte kann davon ausgegangen werden, dass aufgrund meines Datenmaterials keine Aussage über den Zusammenhang zwischen dem Auftreten einer Carotisstenose und dem Geschlecht getroffen werden kann. Dies wird besonders deutlich wenn man das 95% Konfidenzintervall (CI) betrachtet, welches sowohl kleiner als auch größer als 1 ist. Somit kann auf Grund meiner Studienpopulation weder bestätigt noch ausgeschlossen werden, ob es sich um einen Risikofaktor für Stenosen handelt.

8.4. Diabetes mellitus

Insgesamt litten 11 Patientinnen an Diabetes mellitus (22%) von denen vier auch eine Carotisstenose aufwiesen. Die genaue Aufteilung ist in Tabelle 12 einsehbar.

		Stenose		Gesamt
		ja	nein	
Diabetes	ja	4	7	11
	nein	10	29	39
Gesamt		14	36	50

Tab. 12: Kreuztabelle: Stenose – Diabetes

Stenose/Diabetes	Wert	95% CI
Chi-Quadrat	0,49	
p-Wert	0,48	
RR	1,42	0,55; 3,66

Tab. 13: Verhältnis: Stenose – Diabetes

Wegen der in Tabelle 13 ermittelten Werte kann davon ausgegangen werden, dass aufgrund meines Datenmaterials keine Aussage über den Zusammenhang zwischen dem Auftreten einer Carotisstenose und Diabetes mellitus getroffen werden kann. Dies wird besonders deutlich wenn man das 95% Konfidenzintervall (CI) betrachtet, welches sowohl kleiner, aber auch deutlich größer als 1 ist. Somit kann aufgrund meiner Studienpopulation weder bestätigt noch ausgeschlossen werden, ob es sich um einen Risikofaktor handelt.

8.5. Raucherstatus

Im Patientenkollektiv waren 14 PatientInnen Raucher (28%) und 36 Nichtraucher (72%). Die Verteilung wie viele Raucher beziehungsweise Nichtraucher eine Carotisstenose aufwiesen, ist in Tabelle 14 sichtbar.

		Stenose		Gesamt
		ja	nein	
Raucher	ja	4	10	14
	nein	10	26	36
Gesamt		14	36	50

Tab. 14: Kreuztabelle: Stenose – Raucherstatus

Stenose/Raucher	Wert	95% CI
Chi-Quadrat	0,51	
p-Wert	0,96	
RR	1,03	0,39; 2,75

Tab. 15: Verhältnis: Stenose - Raucherstatus

Wegen der in Tabelle 15 ermittelten Werte kann davon ausgegangen werden, dass aufgrund meines Datenmaterials keine Aussage über den Zusammenhang zwischen dem Auftreten einer Carotisstenose und Diabetes mellitus getroffen werden kann. Dies wird besonders deutlich wenn man das 95% Konfidenzintervall (CI) betrachtet, welches sowohl kleiner, aber auch größer als 1 ist. Somit kann auf Grund meiner Studienpopulation weder bestätigt noch ausgeschlossen werden, ob es sich um einen Risikofaktor für Stenosen handelt.

9. Ergebnis

Zusammenfassend ist zu sagen, dass auf Grund meines Datenmaterials keiner der Risikofaktoren, Geschlecht, Raucherstatus und Diabetes mellitus, bestätigt oder ausgeschlossen werden konnte. Dies liegt an der geringen Zahl der StudienteilnehmerInnen.

Allerdings hat der Chi^2-Test für die Häufigkeit der Stenose mit einem p-Wert von 0,76 bestätigt, dass der Anteil von 28% sich nicht signifikant von der Vorgabe von 30% unterscheidet. Deswegen wird die Alternativhypothese verworfen und die Nullhypothese beibehalten:

„Der Anteil der PatientInnen, die mit Verdacht auf eine Carotisstenose überwiesen werden, bestätigt sich in 30% der Fälle."

10. Conclusio

Die Frage nach dem idealen Zeitpunkt der Intervention sowie die Diskussion um die ideale Therapie von Stenosen sind Gegenstand aktuell publizierter wissenschaftlicher Arbeiten. Allerdings gibt es auch weltweit Debatten über die Einführung und den Nutzen von bevölkerungsweiten Screenings zu Vorsorgeuntersuchung. Dadurch könnten Carotisstenosen bereits frühzeitig erkannt und therapiert werden. In der Debatte über die Kosteneffektivität der Vorsorgeuntersuchungen, sind genaue Prävalenzschätzungen notwendig.

Die Ergebnisse dieser Studie zeigen, dass in 28% der Fälle eine Carotisstenose diagnostiziert wurde. Bei einer so geringen Prävalenz wird von allgemeinen Screeningverfahren abgeraten.

Auch in der Arbeit von Cina et al. wird deutlich, dass es bei geringer Prävalenz für das Vorliegen höhergradiger (>50%) Carotisstenosen kein sinnvolles Screeningverfahren gibt [53]. Erst ab einer Prävalenz von wenigstens 40% sind bevölkerungsweite Screenings sinnvoll [32].

Die Vorsorgeuntersuchung einzelner PatientInnen mit einem erhöhten Schlaganfallrisiko, auf Grund von bestimmten Erkrankungen oder Risikofaktoren, ist allerdings durchaus gerechtfertigt [54].

Ein Screening sollte erwogen werden bei RisikopatientInnen, die für eine Carotisintervention geeignet wären [55]. Eine genauere Definition dieser Risikogruppe fehlt jedoch noch.

Literaturverzeichnis

1. Vollmar, J. *Rekonstruktive Chirurgie der Arterien* (Georg Thieme Verlag, Stuttgart, 1982).
2. Slany, J. Schlaganfall, *Universum Innere Medizin* **3,** 1–4 (2007).
3. Kulnig, M. Knickbildung in der Arteria carotis. Unterscheidung zwischen Relevanz und Irrelevanz, 4 (2015).
4. Wandschneider, W. *et al.* Behandlung der extracraniellen Carotisstenose: (2008).
5. Kreuzer, J. & Tiefenbacher, C. *Atherosklerose. Taschenatlas spezial* (Georg Thieme Verlag, Stuttgart, 2003).
6. Böcker, W., Denk, H. & Heitz, P. *Pathologie* (Elsevier Urban & Fischer, München, 2004).
7. Schild, H. *Angiographie* (Georg Thieme Verlag, Stuttgart, 2003).
8. Gröchenig, E. *Gefäßmedizin* (ABW Wissenschaftsverlag, Berlin, 2002).
9. Silbernagl, S. & Lang, F. *Taschenatlas für Pathophysiologie* (Georg Thieme Verlag, Stuttgart, 1998).
10. Gerok, W., Huber, C., Meinertz, T. & Zeidler, H. *Die Innere Medizin - Referenzwerk für den Facharzt* (Schattauere, Stuttgart, 2007).
11. Zwick H. *Bewegung als Therapie. Gezielte Schritte zum Wohlbefinden* (Springer, Wien, 2004).
12. Cissarek, T. *Gefässmedizin. Therapie und Praxis* (ABW Wissenschaftsverlag, Berlin, 2009).
13. Mlekusch, W. Epidemiology, risk factors, and natural history of peripheral artery disease (2013).
14. Christian Wyss. *Diabetes mellitus II und Sport: Ein Vergleich zwischen Ausdauer- und Krafttraining* (Diplomica Verlag, 2012).
15. Tuomilehto, J. *et al.* Prevention of Type 2 Diabetes Mellitus by Changes in Lifestyle among Subjects with Impaired Glucose Tolerance, *N Engl J Med* **344,** 1343–1350 (2001).
16. Waldhäusl, W. & Gries, F.A. *Diabetes in der Praxis* (Springer, Wien, 2013).
17. de, Angelis, M. *et al.* Prevalence of carotid stenosis in type 2 diabetic patients asymptomatic for cerebrovascular disease, *Diabetes Nutr Metab* **16,** 48–55 (2003).
18. Olin, J. & Sealove, B. Peripheral Artery Disease: Current Insight into the disease and its diagnosis and management, *Mayo Clinic Proceedings* **85,** 678–692 (2010).
19. Norgren, L. *et al.* Inter-Society Consensus for the Management of Peripheral Arterial Disease (TASC II), *European journal of vascular and endovascular surgery* **33,** 5–67 (2007).
20. James, P. *et al.* 2014 evidence-based guideline for the management of high blood pressure in adults: report from the panel members appointed to the Eighth Joint National Committee, *JAMA* **311,** 507–520 (2014).
21. Martin Middeke. *Arterielle Hypertonie* (Georg Thieme Verlag, Stuttgart, 2005).
22. Rubba, P. *et al.* Premature carotid atherosclerosis: Does it occur in both familial hypercholesterolemia and homocystinuria, *Stroke* **25,** 934–950 (1994).

23. Ludwig, M., Kraft, K., Rücker, W. & Hüther, A.M. Die Diagnose sehr früher arteriosklerotischer Gefäßveränderungen mit Hilfe der Duplexsonographie, *Kleine Wochenschr* **67,** 442–446 (1989).
24. Ludwig, M. & Stumpe, K.O. Karotisultraschall in der Früherkennung der Atherosklerose. Veränderungen der Gefäß-Wanddicke, *Deutsches Ärzteblatt* **91,** 745–746 (1994).
25. O'Leary, D. *et al.* Carotid-artery intima and media thickness as a risk factor for myocardial infarction and stroke in older adults, *N Engl J Med* **340,** 14–22 (1999).
26. Salonen, J. & Salonen, R. Ultrasound B-mode imaging in observational studies of atherosclerotic progression, *Circulation* **87,** 56–65 (1993).
27. Salonen, R. & Salonen, J.T. Progression of carotid atherosclerosis and its determinants: a population-based ultrasonography study, *Atherosclerosis* **81,** 33–40 (1990).
28. Jäger, K.A. Frühzeitige Erkennung der Arteriosklerose, *Ultraschall in Medizin* **24,** 151–152 (2003).
29. Nagele, W. & Nagele, J. Sonographie der Karotis-Intima-Media-Dicke, *Gefäßmedizin* **12,** 5–9 (2015).
30. Weerd, M., Greving, J., Jong, A., Buskens, E. & Bots, M.L. Prevalence of asymptomatic carotid artery stenosis according to age and sex: systematic review and metaregression analysis, *Stroke* **40,** 1105–1113 (2009).
31. Eckstein, H.-H. *et al.* The diagnosis, treatment and follow-up of extracranial carotid stenosis, *Deutsches Ärzteblatt international* **110,** 468–476 (2013).
32. Eckstein, H.-H. *et al.* S3-Leitlinie zur Diagnostik, Therapie und Nachsorge der extracraniellen Carotisstenose, 1–217 (2012).
33. Nicolaides, A. *et al.* Angiographic and duplex grading of internal carotid stenosis: can we overcome the confusion?, *Journal of endovascular surgery* **3,** 158–165 (1996).
34. H. Heidrich ed. *Carotisstenosen und -verschlüsse. Aktuelle Standortbestimmung in der Diagnostik, konservativen und chirurgischen Therapie* (Springer, Wien, 2013).
35. Rerkasem, K. & Rothwell, P.M. Systematic review of the operative risks of carotid endarterectomy for recently symptomatic stenosis in relation to the timing of surgery, *Stroke* **40,** 564–572 (2009).
36. Spence, J. *et al.* Effects of intensive medical therapy on microemboli and cardiovascular risk in asymptomatic carotid stenosis, *Archives of Neurology* **67,** 180–186 (2010).
37. Liapis, C. *et al.* Invasive treatment for carotid stenosis: indications, techniques, *European journal of vascular and endovascular surgery* **37,** 1–19 (2009).
38. Brown, M.M. Carotid angioplasty and stenting: are they therapeutic alternatives?, *Cardiovascular Diseases* **11,** 112–118 (2001).
39. Yadav, J. *et al.* Elective stenting of the extracranial carotid arteries, *Circulation* **95,** 376–381 (1997).
40. North American Symptomatic Carotid Endarterectomy Trial Collaborators. Beneficial effect of carotid endarterectomy in symptomatic patients with high-grade stenosis, *N Engl J Med* **325,** 445–453 (1991).
41. Rothwell, P.M. Prediction and prevention of stroke in patients with symptomatic carotid stenosis: the high-risk period and the high-risk patient, *European journal of vascular and endovascular surgery* **35,** 255–263 (2008).

42. Lovett, J., Coull, A. & Rothwell, P.M. Early risk of recurrence by subtype of ischemic stroke in population-based incidence studies, *Neurology* **62,** 569–573 (2004).
43. Bucek, R., Berzaczy, D. & Popovic, M. Zerebrale arterielle Verschlusskrankheit. CTA, MRA MRT, Perfusions- und Diffusions-MR: Brauche ich das alles?, *Zeitschrift für Gefäßmedizin* **5,** 10–14 (2008).
44. Burg, M. *et al.* MR Angiography of Peripheral Arterial Stents: In Vitro Evaluation of 22 Different Stent Types, *Radiology Research and Practice* **2011,** 1–7 (2011).
45. Klötzsch, C. & Diehl, R.R. *Neurosonologische Diagnostik* (Springer, Berlin, 1999).
46. Doppler C. *Über das farbige Licht der Doppelsterne und einiger anderer Gestirne des Himmels* (Verlag der königlichen Gesellschaft der Wissenschaften, Prag, 1842).
47. Bostrom, A. *et al.* Selection of patients with lower limb arterial occlusive disease for endovascular treatment of the iliac arteries with duplex scanning, *Vasc Surg* **35,** 437–442 (2001).
48. Block, B. *Der Sono-Trainer: Schritt-für-Schritt-Anleitung für die Oberbauchsonografie* (Georg Thieme Verlag, 2014).
49. Beuscher-Willems, B. & Schmidt, G. *Farbkodierte Dopplersonographie* (Georg Thieme Verlag, 2008).
50. Arning, C. *Farbkodierte Duplexsonographie der hirnversorgenden Arterien* (Georg Thieme Verlag, 2002).
51. Topakian, R. *et al.* Ultrasonic plaque echolucency and emboli signals predict stroke in asymptomatic carotid stenosis, *Neurology* **77,** 751–758 (2011).
52. Christel Weiß. *Basiswissen Medizinische Statistik* (Springer, Wien, 2013).
53. Cina, C., Safar, H., Maggisano, R., Bailey, R. & Clase, C.M. Prevalence and progression of internal carotid artery stenosis in patients with peripheral arterial occlusive disease., *JVascSurg* **36,** 75–82 (2002).
54. King-Im, J. *et al.* Cost-effectiveness of diagnostic strategies prior to carotid endarterectomy, *Ann Neurol* **58,** 506–515 (2005).
55. Ricotta, J. *et al.* Updated Society for Vascular Surgery guidelines for management of extracranial carotid disease., *JVascSurg* **54,** 1–31 (2011).

Abbildungsverzeichnis

Tabellenverzeichnis

Anhang

Fragebogen *Datum: __/__/2015*

Geschlecht: männlich ☐ weiblich ☐

Initialen: _______

Alter: ______Jahre

Raucher: ja ☐ nein ☐
wenn ja: ___ pro Tag

Diabetiker: ja ☐ nein ☐
wenn ja, seit wann: ___________

Erkrankungen der Halsschlagader: nicht bekannt ☐ Plaques/Stenosen ☐

Nehmen Sie bereits an einer anderen klinischen Studie teil: ja ☐ nein ☐

PatientInneninformation[1] und Einwilligungserklärung zur Teilnahme an der klinischen Studie

Prävalenz atherosklerotischer Veränderungen der Halsschlagader - Ergebnisse einer systematischen Analyse von Screeningpatienten

Sehr geehrte Teilnehmerin, sehr geehrter Teilnehmer!

Wir laden Sie ein an der oben genannten klinischen Studie teilzunehmen. Die Aufklärung darüber erfolgt in einem ausführlichen ärztlichen Gespräch.

Ihre Teilnahme an dieser klinischen Studie erfolgt freiwillig. Sie können jederzeit ohne Angabe von Gründen aus der Studie ausscheiden. Die Ablehnung der Teilnahme oder ein vorzeitiges Ausscheiden aus der Studie hat keine nachteiligen Folgen für Ihre medizinische Betreuung.

Klinische Studien sind notwendig, um verlässliche neue medizinische Forschungsergebnisse zu gewinnen. Unverzichtbare Voraussetzung für die Durchführung einer klinischen Studie ist jedoch, dass Sie Ihr Einverständnis zur Teilnahme an dieser klinischen Studie schriftlich erklären. Bitte lesen Sie den folgenden Text als Ergänzung zum Informationsgespräch mit Ihrem Arzt sorgfältig durch und zögern Sie nicht Fragen zu stellen.

Bitte unterschreiben Sie die Einwilligungserklärung nur

wenn Sie Art und Ablauf der klinischen Studie vollständig verstanden haben,

wenn Sie bereit sind der Teilnahme zuzustimmen und

wenn Sie sich über Ihre Rechte als Teilnehmer an dieser Studie im Klaren sind.

Zu dieser klinischen Studie, sowie zur PatientInneninformation und Einwilligungserklärung wurde von der zuständigen Ethikkommission eine befürwortende Stellungnahme abgegeben.

---

1 Wegen der besseren Lesbarkeit wird im weiteren Text auf die gleichzeitige verwendung weiblicher und männlicher Personenbegriffe verzichtet. Gemeint und angesprochen sind – sofern zutreffend – immer beide Geschlechter.

1. **Was ist das Ziel der klinischen Studie?**
Der Zweck dieser Studie ist, herauszufinden wie oft eine Verengung der Halsschlagader, die zu einer Veränderung des Blutflusses führt, zu finden ist und bei welchem Geschlecht diese Veränderung häufiger auftritt.

2. **Wie läuft die klinische Studie ab?**
Diese klinische Studie wird in der angiologischen Abteilung im Wiener AKH durchgeführt und es werden 50 Personen daran teilnehmen.
Sie erhalten die Ultraschalluntersuchungen zu der Sie überwiesen wurden. Im Anschluss ist ein kurzer Fragebogen, der Informationen zu Alter, Geschlecht, Raucherstatus und Diabetes abfragt, auszufüllen. Das Beantworten der Fragen dauert ungefähr eine Minute.

3. **Worin liegt der Nutzen einer Teilnahme an der klinischen Studie?**
Ein direkter Nutzen für Sie ist durch eine Studienteilnahme nicht zu erwarten.

4. **Gibt es Risiken, Beschwerden und Begleiterscheinungen?**
Nein. Risiken, untersuchungsbedingte Beschwerden der Begleiterscheinungen sind nicht zu erwarten.

5. **Zusätzliche Einnahme von Arzneimitteln?**
Eine zusätzliche studienbezogene Medikamenteneinnahme ist nicht erforderlich.

6. **Hat die Teilnahme an der klinischen Studie sonstige Auswirkungen auf die Lebensführung und welche Verpflichtungen ergeben sich daraus?**
Nein. Diese Studie hat keine Auswirkung auf die Lebensführung und Verpflichtungen ergeben sich für Sie auch keine.

7. **Was ist zu tun beim Auftreten von Symptomen, Begleiterscheinungen und/oder Verletzungen?**
Sollten im Verlauf der klinischen Studie irgendwelche Beschwerden auftreten, müssen Sie diese Ihrem Arzt mitteilen.

8. **Versicherung**
Eine Versicherung für diese Studie ist nicht erforderlich.

9. **Wann wird die klinische Studie vorzeitig beendet?**
Sie können jederzeit ohne Angabe von Gründen Ihre Teilnahmebereitschaft widerrufen und aus der klinischen Studie ausscheiden ohne dass Ihnen dadurch Nachteile für Ihre weitere medizinische Betreuung entstehen.

10. In welcher Weise werden die im Rahmen dieser klinischen Studie gesammelten Daten verwendet?

Sofern gesetzlich nicht etwas anderes vorgesehen ist, haben nur die Studienärzte und deren Mitarbeiter Zugang zu den vertraulichen Daten, in denen Sie namentlich genannt werden. Diese Personen unterliegen der Schweigepflicht.

Die Weitergabe der Daten erfolgt ausschließlich zu statistischen Zwecken und Sie werden ausnahmslos nicht namentlich genannt. Auch in etwaigen Veröffentlichungen der Daten dieser klinischen Studie werden Sie nicht namentlich erwähnt.

11. Entstehen für die Teilnahme Kosten? Gibt es einen Kostenersatz oder eine Vergütung?

Nein.

12. Möglichkeit zur Diskussion weiterer Fragen

Für weitere Fragen im Zusammenhang mit dieser klinischen Studie stehen Ihnen Ihr Studienarzt und seine mitarbeiter gern zur Verfügung. Auch Fragen, die Ihre Rechte als Patient und Teilnehmer an dieser klinischen Studie betreffen, werden Ihnen gerne beantwortet.

Name der Kontaktperson: Prof. Dr. Wolfgang Mlekusch
Erreichbar unter: 40400 46700

Einwilligungserklärung

Name des Patienten in Druckbuchstaben:..

Geb. Datum: ....

Code: ....

Ich erkläre mich bereit, an der klinischen Studie „**Prävalenz atherosklerotischer Veränderungen der Halsschlagader - Ergebnisse einer systematischen Analyse von Screeningpatienten**“ teilzunehmen.

Ich bin von Herrn/Frau................................ ausführlich und verständlich über mögliche Belastungen und Risiken, sowie über Wesen, Bedeutung und Tragweite der klinischen Studie, sich für mich daraus ergebenden Anforderungen aufgeklärt worden. Ich habe den Text dieser Patienteninformation und Einwilligungserklärung gelesen. Aufgetretene Fragen wurden mir vom Studienarzt verständlich und genügend beantwortet. Ich hatte ausreichend Zeit mich zu entscheiden. Ich habe zurzeit keine weiteren Fragen mehr.

Ich werde den ärztlichen Anordnungen, die für die Durchführung der klinischen Studie erforderlich sind, Folge leisten, behalte mir jedoch das Recht vor, meine freiwillige Mitwirkung jederzeit zu beenden, ohne dass mir daraus Nachteile für meine weitere medizinische Betreuung entstehen.

Ich bin zugleich damit einverstanden, dass meine im Rahmen dieser klinischen Studie ermittelten Daten aufgezeichnet werden. Um die Richtigkeit der Datenaufzeichnung zu überprüfen, dürfen Beauftragte des Auftraggebers und der zuständige Behörden beim Studienarzt Einblick in meine personenbezogenen Krankheitsdaten nehmen.

Die Bestimmungen des Datenschutzgesetzes in der geltenden Fassung werden eingehalten.

Eine Kopie dieser Patienteninformation und Einwilligungserklärung habe ich erhalten. Das Original verbleibt beim Studienarzt.

....

(Datum und Unterschrift des Patienten)

....

(Datum, Name und Unterschrift des verantwortlichen Arztes)